AF602403

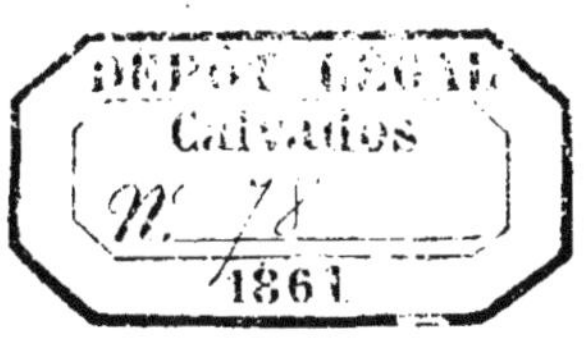

LETTRE

A M. le Docteur

LEMÉNANT DES CHESNAIS

LETTRE

A M. LE DOCTEUR

LEMÉNANT DES CHESNAIS

Médecin adjoint au Ministère de l'Intérieur

POUR FAIRE SUITE A LA BROCHURE

DU FŒTICIDE MÉDICAL

PAR

Le Baron F. DUNOT de SAINT-MACLOU

CAEN
LIBRAIRIE RELIGIEUSE DE CHÉNEL
Pont Saint-Pierre, 16

1861

Caen. — Imp. religieuse de veuve PAGNY, rue Froide, 27

LETTRE

A M. LE DOCTEUR

LEMÉNANT DES CHESNAIS

MONSIEUR LE DOCTEUR,

Vous m'avez fait l'honneur d'adresser aux lecteurs de la *Revue de Thérapeutique médico-chirurgicale* (1), une appréciation de mon travail sur le Fœticide médical, et vous l'avez fait de façon à m'imposer un double devoir, celui de la gratitude et celui de la réponse.

Le premier de ces devoirs ne prend pas sa source dans la sympathique indulgence qui vous

(1) Numéro du 1er Février 1861.

porte à m'attribuer une érudition que je suis loin de posséder, et une sûreté de jugement que tout le monde peut acquérir en jugeant toujours avec la grande Autorité qui ne s'égare jamais. Mais, Monsieur, ce dont j'ai à vous remercier, c'est d'avoir trouvé en moi la droiture d'un bon et sincère catholique. Cette droiture qui ne peut être méconnue de vous, parce qu'elle est familière à votre cœur, je suis heureux que vous l'ayez lue dans les pages écrites sous son inspiration ; je suis reconnaissant de vous voir proclamer dans l'auteur, cette pureté d'intention qui doit faire pardonner tout ce que la forme de son œuvre présente d'imparfait.

Je dois aussi vous répondre ; et cela parce que, si je ne m'abuse, votre manière de voir manque à certains égards d'une exactitude vers laquelle tend votre foi, et que la bonté de votre esprit vous donnera, j'en ai la douce confiance, au contact de quelques observations formant comme le complément de l'opuscule accueilli par vous avec tant de bienveillance.

En cherchant à jeter une nouvelle lumière sur le grave objet de nos communes méditations, je ne me place pas en face de vous dans l'arène de la discussion. Nous sommes champions de la même cause, devant lutter côte à côte, et je ne ferai ici qu'apporter sur le champ du combat, des armes dont nous nous servirons ensemble, je l'espère. Tous mes efforts n'auront donc d'autre but que de vous faire accepter ces armes.

Vous pensez, Monsieur, — vous appuyant sur certains faits empruntés aux auteurs et à votre pratique personnelle, — que, parfois, le fœtus est viable avant le huitième mois, et vous jugez que, conséquemment, du moment où on autorise comme moi, dans quelques cas, l'accouchement prématuré artificiel, on doit également permettre la provocation de l'avortement à une époque moins avancée de la gestation. — Je n'admets pas cette déduction. Mais, pour me faire bien comprendre, j'ai besoin d'entrer dans des détails dont vous excuserez la longueur en raison de leur utilité.

L'enfantement, terminaison naturelle de la gestation, est un acte physiologique dont le mécanisme soumis aux règles établies par la

Providence, doit être maintenu *autant que possible* par l'accoucheur. Des considérations, même d'un ordre élevé, ne l'obligent point à bouleverser la marche voulue par le plan divin, tant que des anomalies ou des accidents ne viennent pas l'entraîner hors d'une route n'aboutissant plus alors au but final, qui est l'expulsion, par la mère vivante, d'un enfant vivant.

Ainsi, le motif de procurer plus sûrement le baptême et la vie spirituelle à l'enfant, ne saurait excuser la conduite coupable d'un accoucheur qui substituerait habituellement à l'enfantement naturel la section césarienne, se fondant sur ce que le fœtus sortant à travers les parois abdominales de la mère, le fait sans danger pour lui, tandis qu'il subit des chances de mort en parcourant la filière du bassin (il y a un enfant mort-né sur vingt ou trente accouchements naturels). — C'est que, si je ne me trompe, il ne nous est pas ordinairement prescrit d'acheter des avantages spirituels, à plus forte raison temporels, en nous écartant des grandes lois de la nature. Ces lois sont là pour nous diriger dans nos appréciations, et tant qu'une voix supérieure ne parle pas, elles doivent nous instruire et éclairer nos jugements. Il faut, dit l'Ange de l'École, nous en rapporter aux lois de la nature pour toutes les choses qui sont en dehors de la science surnaturelle que l'autorité divine nous a transmise (1). C'est dans le monde organisé par Dieu et non par nous, que nous avons à vivre et à agir; et, à moins que des ordres spéciaux ne nous soient formulés, nous ne saurions être opposés à la volonté divine en demeurant dans ce qui constitue les fondements de l'ordre général.

Permettez-moi de m'appuyer sur des décisions théologiques, que je puis invoquer ici :

Il s'est trouvé des hommes qui, dans le but de conserver la chasteté, se sont soumis à l'eunuchisme. Or, loin d'approuver ce moyen d'éviter le péché, la doctrine catholique le con-

(1) 1ª q. 99. 1.—A la vérité, ce passage de S. Thomas ne s'applique qu'à la *connaissance* des choses; mais il prouve bien toute l'importance que le Docteur angélique attachait aux enseignements fournis par les lois de la nature.

damne de la manière la plus positive, parce qu'on peut toujours pourvoir au salut de l'âme autrement que par la mutilation, le péché étant soumis à la volonté. Aussi, dans aucune circonstance, n'est-il permis de couper un membre pour éviter une faute. (S. Thomas, 2. 2. q. 65. art. 1.)

Des inconvénients corporels, si grands qu'on les suppose, n'autorisent pas davantage une amputation, tant que cette amputation n'est point indispensable pour le salut du corps entier. Il n'y a donc que la *nécessité* de conserver la vie au tout, qui nous permette de retrancher une des parties nous constituant *naturellement*. (S. Th. loc. cit.)

Bien que l'homme soit tenu d'entretenir sa vie, il n'est obligé à le faire que par l'emploi des moyens *ordinaires*, c'est-à-dire de ceux qui sont *naturels* généralement ou relativement parlant. « Non tenetur quis servare vitam remediis extraordinariis; quæque maximum dolorem afferant; non datur enim obligatio servandæ vitæ, nisi mediis ordinariis, quæ magna non adducunt incommoda, nec ingentes sumptus pro variis personarum conditionibus expos-cunt, neque dolores valde acerbos causant, etc. (1). »

On voit donc qu'en l'absence de la nécessité, et même, souvent, cette nécessité existant, il est licite, quelquefois obligatoire, de ne pas arriver à un bien par le renversement des choses naturelles. — Dès lors, les actes de l'homme de l'art me paraissent habituellement autorisés quand ils tendent à maintenir, autant que faire se peut, le cours naturel des choses, ou à s'en rapprocher dans la limite imposée par les circonstances, et je crois ordinairement permis de dire en obstétrique, — empruntant une pensée de M. de Bonald, — que le *légitime* se trouve dans ce qui est conforme aux *lois générales*.

L'accoucheur, comme le médecin, a pour mission d'obéir à la nature, en suivant le sentier que lui indiquent les manœuvres conservatrices de la force vitale, et sa ligne de conduite

(1) Gury, Comp. Theol. moral., nona editio, t. 1, p. 323. — Il y a seulement une ou deux exceptions à cette règle.

se trouve tracée dans le bel aphorisme de Baglivi : *Naturæ minister et interpres medicus.* Qu'il regarde donc, pour s'en inspirer, « l'art de la nature ou plutôt la Providence de Dieu, qui est à la fois si visible et si cachée. (Bossuet). »

Il me semble que de ces considérations naît la justification de l'accouchement prématuré artificiel. En effet :

Par suite d'une angustie pelvienne, l'enfantement normal est impossible, et le but de la grossesse ne saurait être rempli que par l'emploi d'un des deux ordres de moyens que voici : —au terme de la gestation, la symphyséotomie, l'opération césarienne, ou, avant ce terme, mais à une époque qui permet une espérance raisonnable de viabilité pour le fœtus, l'expulsion prématurée du produit de la conception. Or, ici, c'est précisément cette expulsion qui constitue la terminaison la plus naturelle de la gestation ; donc, on pourra la provoquer, obéissant ainsi, selon la remarque de M. Velpeau, aux leçons données par la nature elle-même. Je légitime également cette manœuvre dans les cas d'hémorrhagie mortelle, à partir du huitième mois, et aussi l'emploi du forceps et de la version dans certains cas de dystocie ; car, qui ne voit dans ces circonstances, la nécessité d'intervenir ainsi pour maintenir et assurer, autant que possible, l'issue naturelle de la grossesse.

Il est vrai que le fœtus peut être alors placé dans une position périlleuse que lui épargnerait une opération pratiquée sur la mère, et qu'il est exposé à ne pas recevoir le baptême. Mais, suivant moi, rien ne commande de sortir complètement de l'ordre physiologique et de jeter la femme dans tous les dangers d'une parturition absolument contre nature ; car, enfin, dans les cas que je suppose, la vie spirituelle de l'enfant n'est pas dans un danger *extrême*, ni même *grave*. C'est ce que je dois maintenant établir.

Et tout d'abord, il me faut définir, relativement aux circonstances qui nous occupent, certains termes employés par les théologiens.

On est dans une *nécessité extrême*, lorsque le péril menaçant la vie spirituelle, existe de telle sorte que, moralement parlant, on ne puisse y échapper sans un secours étranger. — La nécessité est *grave*, quand on ne peut éviter le péril sans une grande difficulté. — Elle est seulement *commune* ou *médiocre*, lorsqu'on peut sortir de la situation fâcheuse sans cette grande difficulté. Et, en présence de cette dernière sorte de nécessité, on n'est obligé d'aider au prochain, que si l'inconvénient qui en résulte est léger.

Examinons, à présent, la position faite à l'enfant par les manœuvres obstétricales dont je viens de parler.

Ainsi que je l'ai noté dans ma brochure, sur deux cent cinquante cas d'accouchement prématuré artificiel, recueillis par Mme Lacour, plus de la moitié des enfants ont survécu. — Avec le forceps, et en se fondant sur les relevés de Mme Boivin, de Mme Lachapelle et de M. Riecke, les trois quarts des enfants naissent vivants. — Quant à la version, les résultats obtenus diffèrent beaucoup : — d'après les statistiques de MM^mes^ Boivin et Lachapelle, la majorité, et même la grande majorité des enfants, sont venus vivants], tandis qu'en consultant le tableau de M. Riecke, plus de la moitié sont morts. La vérité m'oblige à dire que le relevé de M. Riecke, embrassant un nombre bien plus considérable de faits, a, par cela même, une valeur plus grande.

Quoiqu'il en soit, et en tenant compte de l'insuffisance des appréciations numériques, on voit qu'après la sollicitation de l'enfantement prématuré, comme après l'application du forceps, ou même après la version, il est assez souvent donné de présenter l'enfant au baptême extra-utérin.

Mais là ne se bornent pas les moyens de régénération spirituelle, et ici apparaît un autre élément de la question.

Dans les cas que nous avons en vue, il est certainement possible d'administrer ou de faire administrer le baptême conditionnel au fœtus, in utero, après la rupture des membranes, ou bien le corps étant déjà en partie sorti. Il est vrai que ce baptême, à moins que la tête ne soit au dehors, sera d'une *validité seulement plus probable*, pour employer le langage théologique ;

mais, en définitive, une telle probabilité, jointe à l'espérance de voir naître l'enfant vivant, suffit bien, je pense, pour assimiler ce dernier à un homme placé dans une nécessité *médiocre*. Effectivement, il est facile de comprendre qu'en suivant la voie indiquée par la nature, il a les plus grandes chances d'arriver à la vie spirituelle; il n'y a donc pas obligation, pour le secourir, de subir le *grave* inconvénient de soumettre la mère à des moyens aussi dangereux que fort peu naturels.

Avant d'aller plus loin, et puisque j'ai parlé de la version et du *forceps*, permettez-moi une courte digression à leur propos.

J'admets, comme vous le voyez, l'usage du précieux instrument dont Chamberlen a doté l'art obstétrical. Cependant, je crois bon de dire ici que son emploi ne saurait être aussi étendu que le voudraient certaines personnes. Il existe des cas où il faut l'interdire. — Ainsi, dans une présentation de la face, en position mento-postérieure, chercher à ramener le menton en avant est un acte criminel, parce qu'il constitue un fœticide. Tous les praticiens comprendront, en effet, que l'étendue du mouvement imprimé à l'articulation atloïdo-axoïdienne, ou si l'on veut, la torsion exagérée du cou de l'enfant, doit détruire sa vie. De telles applications de forceps rentrent, *au point de vue moral*, dans la classe des manœuvres embryotomiques, et ne peuvent qu'être repoussées comme elles.

Quant à la version, je vous ferai observer que la céphalique doit être généralement préférée (je ne parle pas des circonstances où un accident rend *nécessaire* une très-prompte terminaison du travail). A une époque qui ne se préoccupe pas assez de la vie du fœtus, il est tout simple qu'on choisisse souvent celle qui est la plus facile, c'est-à-dire, la pelvienne. Mais ce qui est simple en pratique, ne l'est pas toujours autant en morale, et je crois qu'on ne doit habituellement, en venir à la version podalique que si la céphalique n'est pas possible.—Cette dernière, déterminant une présentation beaucoup plus physiologique, en même temps que beaucoup plus favorable à l'enfant, se montre à l'accoucheur avec des caractères qui lui imposent une obligation trop souvent inaperçue, peut-être (1).

Pardon, Monsieur, *d'avoir eu l'air* de m'égarer loin de mon sujet. J'y reviens maintenant.

Je crois donc l'homme de l'art souvent autorisé par de graves complications, à s'inspirer des leçons de la nature, pour provoquer avant le temps normal, l'expulsion du fœtus. Mais, en disant *souvent*, je ne dis pas *toujours*. Et pourquoi ? Le voici :

Sur la route conduisant à un but si avouable et si légitime qu'il soit, se dressent parfois des obstacles, tantôt matériels, tantôt appartenant à l'ordre moral. Entre l'homme et ses plus nobles aspirations, peut surgir un rocher contre lequel viennent se briser les vagues de la volonté ; ou bien, apparaît une puissance écrivant sur le livre de la conscience : Tu n'iras pas plus loin, car, un nouveau pas, il te faudrait l'acheter par le crime ! — Dans le premier de ces cas,

(1) On ne saurait trop se rappeler que sur 31 cas de version céphalique, notés par MM Busch et Rieche, 30 enfants sont venus vivants ; vingt fois, la version avait été opérée après la rupture des membranes.

l'homme s'arrête parce que la faiblesse de ses forces ne lui permet pas d'avancer. Dans le second, obéissant au devoir, il s'arrête encore. S'il marche, ah! c'est que, déchirant la page révélatrice, il lui substitue cette autre où se lit en odieux caractères : La fin justifie les moyens. — La fin justifie les moyens! Ce principe est infâme; et cependant, on y sacrifierait en demandant à l'avortement un avantage quelconque, en cherchant, dans l'espérance d'un bien, à produire la sortie de l'enfant du sein de sa mère, avant le huitième mois de la gestation.

Pour mettre en lumière mon assertion, il suffira de montrer un meurtre dans cet acte ; et, pour le montrer, j'aurai simplement à établir qu'il a pour *effet naturel* de tuer le fœtus. Car enfin, ne l'oublions pas, une manœuvre matériellement homicide est celle qui, par sa nature, ne peut s'harmoniser avec la vie, et produit la mort. — Ainsi donc, au-dessous de sept mois, le fœtus peut-il réellement vivre de la vie extra-utérine, en d'autres termes, est-il viable? Voilà la question.

Avant tout, précisons le sens du mot viabilité.

D'une manière générale, « *être viable* ou *apte à la vie*, c'est *posséder* au moment même où on parle, toutes les dispositions qui rendent capable d'en suivre le cours (1). » — Or, si nous nous demandons quelle est l'époque de son existence où le fœtus possède ces dispositions, il nous faudra répondre que cette époque ne commence habituellement que vers sept mois après la conception.

Je n'ignore pas, Monsieur, qu'on rencontre dans les annales de la science, quelques rares exemples d'enfants qui, nés à six mois et même plus tôt, ont cependant vécu. Comme vous le dites fort exactement, tout le monde connaît Fortunio Liceti; mais, laissez-moi ajouter que si l'on sait si bien la mémorable particularité se rattachant à la vie de ce médecin, c'est précisément en raison de tout ce qu'elle présente de merveilleux, et, en définitive, la mention accordée à ce très-petit nombre de naissances pré-

(1) *De la viabilité de l'enfant naissant*, par le Dr Le Bidois, professeur d'accouchements à l'école de médecine de Caen, membre correspondant de l'Académie impériale de médecine, etc., etc.

coces, ne démontre qu'une chose, à savoir, qu'il n'y a pas de règles sans exceptions.— Quant aux deux faits empruntés à la pratique de M. Velpeau, dans lesquels on voit des fœtus vivre, l'un *quatre jours* et l'autre *vingt-huit heures*, s'ils prouvaient quelque chose, ce ne serait certes pas en faveur de l'opinion que vous croyez pouvoir soutenir.

« Il existe, dit Orfila (Méd. lég., t. 1, p. 371), *un très-petit nombre* d'enfants nés de six mois à six mois et demi, et qui ont vécu. » Voilà tout ce qu'on peut admettre, en reconnaissant par suite, que des faits de ce genre ne sauraient être raisonnablement espérés.

L'expérience de Baudelocque vient m'appuyer de toute son autorité. On sait, en effet, que sur la multitude d'enfants dont cet illustre accoucheur a observé la naissance, pas un de ceux qui naquirent à cinq mois ne vécut au-delà de quelques heures, et que ceux qui vinrent au monde à six mois, conservèrent la vie seulement quelques jours. (Capuron, *Cours d'accouchements*, 2e éd., p. 157.)

Laissez-moi invoquer sur ce point, le savant

témoignage de M. le professeur Le Bidois. — Après avoir parlé des viabilités extra-précoces que la science a enregistrées, il s'exprime ainsi :

« Nous ne voyons plus de ces merveilles si facilement admises par nos prédécesseurs, et les temps seraient bien changés....... si les faits que j'ai pu recueillir dans une longue pratique pouvaient offrir de l'importance après de tels témoignages (ceux de Baudelocque et de M. Velpeau), j'ajouterais que, dans bien des cas, j'ai reçu encore pleins de la vie que comportait leur degré de développement, des fœtus âgés de cinq à six mois, à en juger par leurs caractères tant extérieurs qu'intérieurs ; que ces avortons non seulement remuaient leurs membres et respiraient, en ouvrant parfois grandement la bouche et faisant des efforts d'inspiration très-prononcés, mais encore qu'ils poussaient de faibles vagissements, avalaient quelquefois des gouttes de lait tiède et coupé, ouvraient les yeux et même rendaient un peu d'urine ; mais que toujours ils finissaient par s'affaiblir et se flétrir de plus en plus, malgré les soins les plus attentifs.......... .. enfin tous s'éteignaient, pour ainsi dire, dans les vingt-quatre, trente-six ou quarante-huit heures de leur naissance....... Du reste, on a expliqué l'erreur dans laquelle sont tombés les anciens observateurs, sur l'âge où commence la viabilité fœtale, en faisant remarquer que, de leur temps, les caractères des divers âges du fœtus étaient imparfaitement connus; que, pour déterminer l'âge d'un enfant naissant, on s'en rapportait souvent aux assertions plus ou moins suspectes de l'accouchée ou des personnes qui l'entouraient. On a fait remarquer aussi que les faits cités de viabilité précoce ne sont ni assez bien circonstanciés, ni assez authentiques pour exclure tout soupçon d'erreur ou de supercherie; soupçon d'autant plus fondé qu'au temps où ces faits ont été recueillis, la pratique des accouchements était généralement dévolue à des matrones, et que les hommes de l'art n'y étaient appelés que dans des circonstances exceptionnelles (1). »

Pour quiconque connaît le soin consciencieux et éclairé, apporté par M. Le Bidois dans ses

(1) De la Viabilité, etc.

observations, les lignes que je viens de citer, doivent avoir une grande autorité.

Cependant, me dira-t-on, la loi qui nous régit, admet la viabilité de l'enfant à partir du 180e jour. Sans doute, et il était bon qu'il en fût ainsi, parce que le législateur avait à se préoccuper du *possible*, et de ce qui est arrivé plusieurs fois ; mais il ne résulte rien de sa décision, contre la rareté d'une viabilité aussi précoce. Le Code a fixé une limite extrême, et voilà tout.—Il faut noter, d'ailleurs, qu'au point de vue légal, le mot *viable* a probablement un sens spécial, autre que dans l'ordre naturel, et, devant un tribunal, il suffirait, peut-être, pour établir la viabilité, de prouver l'aptitude à une vie de quelques jours après la naissance.—Je n'ai pas à traiter cette question, tout à fait étrangère à mon sujet.

Vous savez, Monsieur, que pour qu'une chose soit naturelle, il n'est pas nécessaire qu'elle se produise toujours ; il suffit certainement, qu'elle ait lieu dans la très-grande majorité des cas. Il est donc évident que, NATURELLEMENT, l'enfant expulsé de l'utérus avant sept mois de vie intra-utérine, doit mourir promptement. Il est donc encore évident que par la provocation de l'avortement à cette époque, l'homme de l'art TUE le fœtus. Il a la certitude d'accomplir un acte meurtrier, tout comme s'il précipitait un individu du haut d'un pic élevé, bien que cet individu pût s'accrocher, parfois, à la saillie de quelque rocher ou bien aux branches d'un arbrisseau devenu son sauveur. « Dans les choses contingentes, dit saint Thomas d'Aquin, comme le sont les choses naturelles et les affaires humaines, pour qu'il y ait certitude, il suffit qu'un chose soit vraie dans le plus grand nombre des cas, quoiqu'elle ne le soit pas quelquefois dans de rares circonstances (1. 2. q. 96, art. 1). »

Il faut donc reconnaître que l'expulsion du fœtus, dans les sept premiers mois de la grossesse *équivaut* à sa mort. Aussi, M. Cazeaux a-t-il écrit dans son *Traité de l'art des accouchements* (5e édition, p. 855) : « Tous les médecins savent qu'à part *quelques rares exceptions dont* ON NE PEUT TENIR COMPTE *dans la question qui nous occupe*, ce n'est qu'à la fin du septième mois que le fœtus est apte à jouir de la vie extra-utérine. *C'est donc à sept mois révolus seulement qu'il est possible de songer à provoquer l'expulsion prématurée du fœtus.* »

Il m'est permis maintenant d'aborder le texte de Carrière, que vous rapportez.

Dans ce texte, le savant théologien enseigne qu'il faut prendre en considération la nature du remède employé ; que si ce remède a pour effet *direct* de tuer le fœtus (si directè tendat ad mortem fœtui inferendam), il ne sera *jamais* licite de s'en servir (nunquam licebit). Si son effet n'est qu'*indirect*, alors il y a des distinctions à faire.

Je souscris complètement, moi aussi, à cette décision théologique, et je ne vois pas ce qui peut en résulter de favorable pour la provocation de l'avortement, que je condamne. Loin de justifier cet acte, elle en contient une prohibition formelle.

Si je ne m'abuse, Monsieur, ce qui vous fait illusion, c'est que, considérant seulement le *but final* de votre action, vous appliquez au salut de la mère l'expression *directè*, et celle *indirectè* à la mort du fœtus. Mais là se trouve une erreur. — Il ne s'agit pas d'apprécier l'intention *finale* que vous vous proposez, mais bien le *moyen* mis en usage pour obéir à cette intention. Il s'agit de savoir si *ce moyen* est licite ou non. Or, *il* sera coupable, vous dit Carrière, quand *il* tendra directement à tuer le fœtus, c'est-à-dire, lorsqu'il n'agira favorablement, par rapport à la mère, qu'en procurant la mort de l'enfant. Mais, dans les cas dont nous nous occupons, les manœuvres employées ont pour effet voulu l'expulsion du fœtus, expulsion que l'on croit nécessaire dans l'intérêt de la femme; c'est là ce qu'on leur demande, et leur effet direct, l'effet direct du moyen auquel on a recours, est bien la mort du produit de la conception, puisque, nous l'avons prouvé, expulsion et mort sont ici synonymes.

Le moyen aurait un effet seulement *indirect*, si, de sa nature, et INDÉPENDAMMENT de l'avortement, il pouvait sauver la mère. Tel serait, par exemple, le tamponnement, dans un cas d'hémorrhagie foudroyante. Ici, l'opération aurait une action hémostatique propre et directement voulue, et si l'avortement en résultait, ce malheur ne serait plus qu'une conséquence, prévue à la vérité, mais qui n'aurait été dans la volonté que d'une façon *indirecte.* On poserait un acte propre à déterminer deux effets également immédiats : — le premier, l'arrêt de l'écoulement sanguin, comme dans toute métrorrhagie, et c'est lui qu'on voudrait ; le second, des contractions utérines, expultrices du fœtus, et celui-là, on le subirait en le déplorant.

Telle est bien la pensée de saint Thomas, invoquée par vous, et que vous me permettrez de reproduire pour achever de vous convaincre :

« Cum enim, inquit D. Thomas, unius actûs (1) sunt duo effectus æque immediati, unus bonus et alter malus, potest justa ratione (nempe si bonus prævaleat malo, aut saltem illum compenset) intendi bonus et permitti malus. »

Du reste, si vous doutez encore, écoutez saint Alphonse de Liguori parlant comme Carrière, mais donnant des exemples qui mettent obs-

(1) L'acte est supposé bon ou indifférent.

tacle à toute fausse interprétation. Je cite textuellement :

« Si remedium directè tendat ad occisionem fœtûs, ut esset dilaceratio uteri, percussio ventris, etc. hæc quidem numquam licent. Si autem tendat directè ad servandam vitam matris, ut esset purgatio corporis, scissio venæ, balneum, etc. hæc certè licita sunt, quando aliter certò moraliter judicatur mater cum prole moritura (1). »

Ainsi donc, Monsieur, pour me résumer : — J'accepte l'enfantement prématuré artificiel, pourvu toutefois qu'on y ait recours seulement dans des cas extrêmes, et à l'époque la plus rapprochée possible, selon les circonstances, de la fin de la gestation; et, d'un autre côté, je persiste à condamner *absolument* la provocation de l'avortement. — Quant aux douches utérines pouvant, selon vous, « sauver la mère et l'enfant, sans provoquer l'avortement, » je vous

(1) *Theol. moral.*, n. 394. — Les exemples ne sont pas ceux qu'un médecin choisirait aujourd'hui ; mais, peu importe, c'est du sens moral que nous avons à nous préoccuper.

avouerai qu'à mon sens, cette manœuvre, introduite dans la pratique obstétricale pour déterminer l'expulsion du fœtus, ne saurait guère avoir d'autre effet; aussi, je la rejette tout autant que la perforation des membranes, dans les sept premiers mois, et je ne l'admets que plus tard, pour les cas où l'enfantement prématuré est provoqué légitimement (1).

(1) Vous avez en vue, je crois, les cas de vomissements incoercibles. — Qu'il me soit alors permis de vous présenter quelques observations :

1° Les douches utérines ne peuvent exercer que d'une façon problématique, une action modificatrice directe sur l'élément nerveux.

2° M. Cazeaux lui-même, malgré son *indulgence* pour l'avortement provoqué, le rejette quand il s'agit de vomissements. Selon lui, ces accidents, si violents, si intenses qu'ils soient, et malgré l'état d'épuisement dans lequel ils ont placé la femme, ne sont pas *inévitablement* mortels. Quelquefois, après avoir jeté celle-ci dans une *position désespérée,* ils se sont tout-à-coup arrêtés, et le rétablissement a été complet. — D'un autre côté, Mauriceau et Delamotte pensent que les vomissements n'offrent rien de dangereux pour la mère; et Burns, Désormeaux, ainsi que beaucoup de modernes, déclarent qu'ils ne les ont jamais vus se terminer par la mort.

3° Il me paraît donc qu'on ne peut arriver ici à une

Voilà les limites dans lesquelles je me renferme. — Mais, vous ne l'ignorez pas, Monsieur, nous vivons au milieu d'une époque singulièrement *utilitaire*, visant à l'utile d'une façon si désordonnée, qu'elle a été forcée de créer un mot nouveau pour peindre sa nouvelle passion. Cette passion, cet amour déréglé de l'utile, nous tyrannise et nous étiole. Sa voix couvre tous les jours, les nobles réclamations de la conscience, que l'affaiblissement du sens moral nous empêche trop souvent d'entendre ; et plus d'un bon esprit fait de déplorables concessions à la divinité des temps modernes. — On nous dit :

Eh quoi ! lorsqu'une femme va périr avec son enfant, quand une hémorrhagie terrible est au moment de faire deux victimes, il faudrait s'abstenir, parce que le produit de la conception a seulement six mois d'existence ! De quelle

certitude de mort ; et, dès lors, même en admettant l'effet favorable produit par les douches sur le système nerveux, je ne les regarderais pas comme justifiées, car, il ne faut pas l'oublier, pour que l'on puisse employer un moyen *à double tranchant,* il est nécessaire que l'on soit en face d'une maladie *mortelle.*

utilité est cette abstention pour le fœtus? En provoquant l'avortément, nous le tuons, c'est vrai ; mais, ne savez-vous pas que si l'on abandonne cette suprême ressource, au lieu d'une tombe, deux s'ouvriront? Ne savez-vous pas qu'il nous reste des chances de sauver la mère, et que c'est chose *utile* de nous substituer à la cause morbifique pour immoler l'enfant ?

Je sais ces choses; mais je sais aussi que, bien au-dessus de l'utile, il y a le DEVOIR ; qu'un avantage, si grand qu'il soit, ne saurait être acheté par un CRIME ; qu'avant d'avoir reçu la mission de guérir, le médecin a entendu la parole sacrée : TU NE TUERAS PAS L'INNOCENT ET LE JUSTE. Je sais que, si le but est noble et beau, la route a tout l'odieux du MEURTRE ; et, je le proclame encore une fois, avec toute l'énergie que m'inspire la Vérité : **LA FIN EST IMPUISSANTE A JUSTIFIER UN MOYEN, QUAND CE MOYEN S'APPELLE LE MAL.**

Croit-on, par hasard, que l'existence devant s'éteindre dans une heure, nous appartienne plus que celle dont les horizons se perdent dans un lointain avenir? Croit-on que la défense de tuer soit *en raison directe* de la longueur du sentier de la vie? — Un cholérique est là, qui va mourir demain, aujourd'hui peut-être. Pense-t-on qu'il existe un motif, — ce motif fût-il le salut de notre frère, — capable de justifier la main qui, s'armant d'un fer homicide, viendrait substituer à l'agonie faite par la maladie, l'agonie fille de l'assassinat? Pourquoi donc répudier la balance de l'immuable justice, quand il s'agit d'apprécier l'acte destructeur d'une existence plus jeune? Pourquoi ne pas s'incliner devant la loi qui protége également l'enfant et le vieillard? — Ah! c'est que l'enfant, caché sous le voile des premiers jours, n'est pas encore venu parler à notre sentiment; et le sentiment restant muet pour défendre la justice, l'utile plaide seul, et la fait condamner.

Vous m'aiderez, Monsieur, à protester contre cette inique décision, et, comme moi, vous fixerez avec fermeté le point où, dans de malheureuses circonstances, il faut savoir s'arrêter.

Ce point, pour les hémorrhagies qui viennent compliquer si fâcheusement la grossesse vers le sixième mois, c'est le tamponnement; et ce tamponnement, je le crois licite, parce que :

1° L'accident est supposé mortel. C'est, en effet, seulement lorsque la position est extrême, qu'on peut en venir là ;

2° Le moyen, tout en étant de nature à déterminer peut-être, l'expulsion du fœtus, est également efficace, d'une efficacité *directe et immédiate*, pour arrêter l'écoulement sanguin. — Il est, du reste, bien entendu que, dans le but d'éviter autant que possible l'avortement, on se gardera soigneusement de faire pénétrer la charpie dans l'intérieur du col, ce qui exciterait la contractilité de l'utérus ;

3° La situation de l'enfant, par rapport au baptême, n'est nullement aggravée.

Il me paraît, dès lors, que le principe de S. Thomas, rapporté plus haut, trouve ici une application légitime.

Quoiqu'il en soit, la provocation de l'avortement reste bien condamnée, et tous les deux nous nous inclinerons devant cette parole de la théologie catholique, qui nous servira toujours de règle et de guide :

« Non licet matri gravidæ, etiam in certo

mortis periculo, sumere, aut etiam ei præbere medicinam ex vi sua ordinatam ad ejectionem fœtus, quamvis mors utriusque certo futura sit, si non adhibeatur, et e contra certo aut probabiliter sit salvanda si adhibeatur. Ratio est, quia abortus directe procuraretur (Gury, Compend. Theol. mor., nona edit., art. *De occisione innocentis*, § *De procuratione abortus*). »

Il importe de se roidir, et de protester avec force, contre les hideuses conquêtes de la doctrine fœticide qui, bientôt, ne supposera même plus qu'on puisse la discuter.

Aujourd'hui, on se déclare nettement en faveur de l'embryotomie, et pourtant il y a quelques années seulement, cette manœuvre criminelle était repoussée par la France médicale. En obstétrique, avec la même facilité qu'en équitation, on s'est soumis aux *modes* de l'Angleterre, répudiant aussi aisément les enseignements des Gardien que les principes des d'Abzac. — Combien nous sommes loin de cette parole précise du savant auteur que je viens de nommer : « Les instruments tranchants, de quelque nature qu'ils soient *ne peuvent être em-*

ployés que LORSQUE L'ENFANT EST MORT (1). » Combien peu l'ancienne Ecole française accordait sa faveur à cette mutilation de l'enfant, si sympathique de nos jours. « Cette opération, disait-on, *il y a moins de cinquante ans*, est proscrite par la plupart des accoucheurs modernes, auxquels l'ouverture des cadavres a appris que les femmes succombent ordinairement peu d'heures après cette *horrible manœuvre.* Les lésions graves que présentent les parois du vagin, le rectum, le corps de la matrice, les portent à la regarder comme plus dangereuse pour la mère que la gastro-hystérotomie, à laquelle la plupart des accoucheurs modernes accordent la préférence, *quoique l'enfant soit mort* (2). »

Dans son Art des accouchements, Baudelocque, parlant des crochets et autres instruments de ce genre, professait que « la mort de l'enfant doit SEULE en déterminer l'usage, *quels que soient les obstacles qui s'opposent à*

(1) Gardien, Traité d'accouchements, etc., t. 3, p. 123.

(2) Dictionnaire des sciences médicales, art. embryotomie.

l'accouchement (1) ; » et, à une époque plus récente, l'illustre élève de Chaussier et d'Antoine Dubois, Mme Boivin disait : « Les conditions pour faire usage du céphalotribe ou brise-tête sont les mêmes exigées pour l'application du perce-crâne, du crochet aigu, employés dans les mêmes cas ; IL FAUT AVOIR ACQUIS LA CERTITUDE QUE L'ENFANT EST MORT (2). »

Nous avons changé tout cela, et le mal est devenu bien. Ah ! réclamons avec confiance, et demandons à notre pays de ne pas subir le joug avilissant de maximes étrangères, tellement opposées à la saine morale.

Prenons-y garde ! si l'on accorde aujourd'hui qu'il est licite d'immoler un être innocent pour sauver la vie d'une femme, demain on excusera le même acte, lorsqu'il tend à conserver son honneur. L'honneur ! ce mot si puissant dans notre France, pour faire vibrer le cœur ; ce mot dont on s'est servi en faveur d'un préjugé barbare, et que bientôt, peut-être, on in-

(1) Tome 2, p. 384.

(2) Mémorial de l'art des accouchements, etc., 4e édit., première partie, p. 397.

voquera pour pardonner à la jeune fille séduite, effaçant la rougeur de son front par le fœticide. — C'est peu de chose qu'un pas de plus hors de la route tracée, quand l'erreur nous a conduits dans ses chemins d'une pente si rapide. On lutte d'abord, puis on avance. Un éboulement moral amène un nouvel éboulement, et pour me fortifier des paroles de la sainte Ecriture : *Abyssus abyssum vocat.*

Il ne serait peut-être pas très-difficile de découvrir les traces d'une certaine hésitation, chez quelques-uns de ceux qui se font les propagateurs de la doctrine embryotomique. Écoutons M. Jacquemier :

« En France, dit-il, cette doctrine a été longtemps stigmatisée, non-seulement dans ses exagérations, mais encore comme illicite en principe, et l'on ne se considérait autorisé à pratiquer l'embryotomie que sur le fœtus mort..... Aujourd'hui qu'il se fait dans notre pays un mouvement décidé vers la pratique anglaise, il *importe beaucoup* de se défendre de ses abus et de ses exagérations, et de ne pas affaiblir *le sentiment de répulsion* que fait naître l'idée de porter l'instrument tranchant sur un enfant vivant, et la *responsabilité* qu'entraîne *un pareil acte*. Il ne faut pas non plus perdre de vue qu'elle n'offre pas pour la mère tous les avantages qu'elle semble promettre, puisque la mortalité est à peu près de 1 sur 5, et qu'à un certain degré de rétrécissement du bassin, l'embryotomie devient si difficile et si dangereuse qu'elle compromet presque autant la vie de la mère que l'opération césarienne, qui offre au moins la compensation de sauver l'enfant (1). » — Je n'ai pas cru complètement inutile de transcrire ce passage qui, d'un côté, ne dissimulant pas les suites de l'embryotomie, de l'autre, signale cette *répulsion* de la conscience dont on a seulement le tort d'oublier la force et l'étendue.

Avant de passer outre, je ne puis résister au désir de vous indiquer un rapprochement.

Sur la libre terre des États-Unis, dans l'Iowa, le juge a le pouvoir de prononcer la dissolution du mariage, quand, selon son opinion, le di-

(1) Traité d'obstétrique, t. 2, p. 124.

vorce est *convenable*. Dans la France des *libres* penseurs, le juge-médecin décrète la mort d'un enfant, lorsque, suivant son appréciation, cette mort est *convenable*. Tels sont les fruits de la *liberté* de penser. Là, on brise le lien unissant l'homme et la femme ; ici, on tranche le fil par lequel la Providence attache une vie à la terre. Et, chose bizarre, tandis que, pour frapper de mort un *coupable*, l'autorité supérieure, armée de la puissance que Dieu donne aux sociétés, doit constituer des tribunaux et des jurys, pour immoler un *innocent*, il est seulement besoin qu'un homme isolé prenne conseil de son inspiration privée. Pas de débats publics et de plaidoyers, de jurés, de conseillers et d'avocats ; le médecin suffit à tout. Magistrat, puis exécuteur des hautes œuvres de sa justice, il condamne et tue dans le huis-clos de la famille !

Maintenant, Monsieur, laissez-moi donner, bien qu'elle ne s'adresse nullement à vous, une explication que je tiens à ne point passer sous silence.

Le titre de votre opuscule est regrettable, m'a-t-on dit, et le mot *fœticide*, employé par vous, manque de justesse et de propriété, car le caractère criminel qu'il emporte avec lui, n'est pas, dans l'espèce, accepté de tout le monde.

Comme ce reproche m'a été adressé par un homme aussi haut placé dans mon esprit que dans le monde médical, je crois devoir m'en occuper, et prouver que je ne suis pas coupable sur ce point de l'inconvenance qui m'est attribuée.

La question est bien simple. — Peut-on placer en tête d'un travail le nom de la vérité qu'il démontre ou qu'il étudie, quand cette vérité n'est pas acceptée de tous?

La solution ne saurait être douteuse, je crois.

Comment! parce que des insensés ont dit dans leur cœur : il n'y a pas de Dieu; parce que le drapeau du matérialisme fait ombre sur plus d'un front; parce que le fatalisme promène au grand jour les inconséquences de ses maximes et de sa vie; parce que ces désolantes doctrines se professent trop souvent, il ne sera pas permis à un écrivain d'imprimer sur la première page de son livre, le mot qui proclame sa conviction, et de lui donner pour titre : *De Dieu, De l'Ame* ou *Du libre arbitre* (1) !

Je ne sais, mais il me semble que sans redouter la critique, on peut écrire au frontispice d'un volume : *Du droit de propriété*; et cependant, pour certains, droit et propriété sont deux mots dont l'union constitue une monstrueuse infamie. Que l'on écoute l'école Proudhoniste :

« La propriété.... . est immorale..... et la justice instituée pour protéger le libre et paisible abus de la propriété, la justice qui ordonne de prêter main-forte contre ceux qui voudraient s'opposer à cet abus; qui afflige et *marque d'infamie* quiconque est assez osé pour prétendre réparer les outrages de la propriété, la justice

(1) J'avoue que ces mots n'incriminent personne. Mais si l'on attaque mon expression comme injurieuse, en raison de la flétrissure qu'elle imprime à des actes que certains disent légitimes, alors ce n'est pas au titre, c'est à tout le travail que l'on doit s'en prendre, soutenant qu'une vérité ne saurait être énoncée avec fermeté du moment où elle déclare illicites les actions de plusieurs. C'est ce que personne ne fera, je pense.

est infâme..... La sanction pénale est infâme, la police infâme, le bourreau et le gibet infâmes, et la propriété qui embrasse toute cette série, la propriété qui est sortie de cette odieuse lignée', la propriété est infâme..... (Proudhon, Système des contradictions économiques). »

Je sais bien que, peut-être, on me répliquera: — Mais, dans votre dernier exemple, il s'agit d'une chose décidée, consacrée par la loi, et vous n'avez pas à vous préoccuper, à tenir compte d'une opposition anti-légale.

Et, croit-on que la loi régissant notre pays, ne considère pas comme un crime, et n'interdise pas d'une manière absolue la destruction de la vie humaine dans ses premiers jours? — Qu'on lise alors les articles du Code, se rapportant à l'infanticide et à l'avortement; et puis, si l'on doute encore, si l'on prétend que le législateur a entendu faire une exception pour les cas d'occision thérapeutique, — je demande pardon de cet accouplement de mots qui n'est révoltant que parce qu'il peint fidèlement une action révoltante, — si, dis-je, on invoque le bénéfice de l'exception, et si l'on veut trouver dans des circonstances particulières, un motif d'excuse, je répondrai avec l'article 65 : « Nul crime ou délit ne peut être excusé que dans les cas et dans les circonstances où la loi déclare le fait excusable, ou permet de lui appliquer une peine moins rigoureuse ; » et puis, je demanderai qu'on me montre indiqués quelque part, les cas et les circonstances où l'on se prétend autorisé à tuer, dans un but de charité médicale, et de par le diplôme de Docteur en médecine.

Du reste, j'irai plus loin, et je ne craindrai pas d'affirmer que de telles exceptions, si elles étaient écrites, seraient rayées par la conscience. Je n'hésiterai pas à dire qu'un texte, autorisant de pareils actes ou les prescrivant, serait sans valeur comme sans moralité. Et, en effet, qu'on le sache bien : toute loi humaine n'est vraiment une loi que lorsqu'elle procède de la Loi Naturelle. Si elle s'en écarte, ce n'est plus une loi, mais bien une corruption de la loi : Si lex humanitus posita in aliquo a lege naturali discordet, jam non erit lex, sed legis corruptio (S. Th. 1. 2. q. 95, art. 2).

C'est là un grand principe, qui doit dominer le droit de tous les peuples, et que l'antiquité païenne a reconnu en disant, avec Cicéron, que la crainte des lois et la religion ont sanctionné les choses *fondées sur la nature* et approuvées par la coutume.

Ne répudions pas les débris de sagesse conservés dans le paganisme, et ne pensons pas qu'une action soit licite ou obligatoire par cela seul qu'elle est permise ou ordonnée dans un Code quelconque. — Lacédémone a autorisé le vol fait adroitement; plus d'une nation a sacrifié des victimes humaines; le Chinois expose ses enfants; et cependant, ces actes restent entachés d'un crime que l'injustice des législateurs ne peut effacer.

En face de toute loi qui prescrit l'injuste, nous n'avons qu'un mot à prononcer : Non possumus, nous ne pouvons pas !

Or, si la loi de nature, défendant de tuer injustement, ne défend pas en même temps, de la manière la plus absolue, de tuer un être innocent, nous renonçons à lire dans ce code primordial gravé au cœur de l'humanité. —

Donc, dans le cas où les restrictions que quelques-uns voudraient rencontrer dans le Livre du droit français, s'y trouveraient écrites, elles seraient en réalité comme n'y étant pas, et il ne resterait debout que la condamnation pure et simple de l'infanticide et de l'avortement; c'est-à-dire que le Code se montrerait à nous, sur ce point, tel qu'il est en effet, abritant sous le bouclier de ces décisions, le titre que j'ai choisi et que je viens de défendre suffisamment, je crois.

Cependant, j'ajouterai une dernière considération :

La brochure publiée par moi s'adresse à des catholiques, et a pour seul but de leur rappeler la doctrine catholique. Je n'ai donc, en aucune façon, ni pour le titre, ni pour le fond de la chose, à me préoccuper des dénégations opposées par les libres-penseurs ; et si, dans mes pages, je réfute certaines objections, c'est que ces objections, supposant en général l'acceptation préalable des vérités révélées et l'autorité de l'Eglise, trouve une place naturelle sur le terrain où je marche.

Je parle à des hommes pour lesquels la doctrine catholique n'est pas discutable; je recherche avec eux, et pour eux, cette doctrine; je montre qu'elle appelle criminels des actes que la Raison philosophique peut, elle, qualifier de vertueux, si bon lui semble ; je me borne à cela, je n'ai pas d'autre prétention que celle-là, et je puis dès lors, logiquement et avec toute convenance, écrire hardiment un titre qui ne deviendrait choquant pour mes lecteurs que par une inconséquence dont je ne dois pas faire la supposition.

Qu'on le comprenne bien, mon œuvre constitue l'enthymème que voici : — *L'enseignement catholique condamne tels actes, donc, la pratique de ces actes nous est interdite.* Quant à la majeure sous-entendue : *l'enseignement catholique a droit à notre soumission*, je n'ai pas à l'établir, parce que, encore une fois, elle est admise de ceux auxquels je m'adresse.

Pourquoi faut-il que le nombre de ces derniers ne soit pas plus considérable ! Pourquoi tant de belles intelligences restent-elles en dehors de la barque qui, seule, sur la mer si agitée des controverses morales, peut aborder, sans craindre le naufrage, au rivage de la vérité !

Je n'en doute pas, Monsieur, votre cœur s'unit au mien pour demander à la Providence d'amener des hommes que nous voudrions si bien être nôtres, à l'étude fructueuse d'un monde dont les horizons sont autrement vastes que ceux des sciences qui font leur occupation trop exclusive. Nous serions heureux de les voir se reposer au pied du Phare dont la lumière divine fait resplendir davantage, en les purifiant, les traits du génie ou du talent; de ce Phare qui éclaira le visage des Augustin, des Thomas d'Aquin, des Bossuet, des Fénelon, des Bonald, des de Maistre, des Balmès et des Ravignan. — Ah ! qu'eux aussi se fassent les passagers de l'Esquif qui les arrachera aux chaînes de l'erreur, en les emportant loin de la terre où vivent les esclaves de la fausse sagesse : *Cognoscetis veritatem, et veritas liberabit vos* (Evang. de S. Jean, c. VIII, 31).

Il ne me reste plus, Monsieur, qu'à faire droit aux justes susceptibilités manifestées dans l'examen dont vous avez honoré ma brochure, relativement au doute que j'ai laissé planer sur votre appréciation de la doctrine théologique de 1733. — Je me plais donc à reconnaître que vous avez condamné cette doctrine, avec M. le Docteur Labouverie, et je suis heureux de pouvoir, en finissant, rendre cet hommage à votre amour du vrai, assez grand pour vous porter à étudier le fond des choses, au lieu de vous arrêter, comme tant d'autres, à leur superficie.

Agréez, etc.

F. D. de SAINT-MACLOU.

www.ingramcontent.com/pod-product-compliance
Ingram Content Group UK Ltd.
Pitfield, Milton Keynes, MK11 3LW, UK
UKHW020448180726
13839UKWH00004B/1707

9 782329 408460